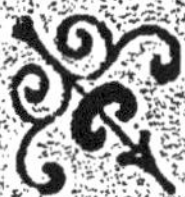

RÉPUBLIQUE FRANÇAISE

MARINE NATIONALE

INSTRUCTION MÉDICALE

A METTRE A BORD DES BATIMENTS ARMÉS

POUR LES GRANDES PÊCHES

DANS LES MERS DU NORD

PARIS
IMPRIMERIE ET LIBRAIRIE MILITAIRES DE L. BAUDOIN
IMPRIMEUR-ÉDITEUR
30, Rue et Passage Dauphine, 30

1896

MINISTÈRE DE LA MARINE.

LE MINISTRE DE LA MARINE, *à Messieurs les Vice-Amiraux commandant en chef, Préfets maritimes; Commissaires généraux et Chefs du Service de la Marine; Commissaires de l'Inscription maritime.*

(Direction de la Comptabilité générale; — 3e Bureau : *Navigation commerciale*; — 4e Bureau : *Service intérieur, Archives, Bibliothèques, Impressions et Publications.*)

Paris, le 29 février 1896.

Notification d'un décret du 11 février 1896 prescrivant l'embarquement d'un coffre de médicaments et d'une instruction médicale à bord des bâtiments armés pour les grandes pêches dans la mer du Nord.

MESSIEURS, j'ai l'honneur de vous notifier un décret, rendu le 11 du présent mois, qui oblige les navires armés à la pêche de la morue, du hareng et du maquereau dans la mer du Nord, avec procédés de conservation à bord du bâtiment, à embarquer un coffre de médicaments.

Vous trouverez également ci-après la nomenclature de ces médicaments et des objets de pansement, ainsi que l'Instruction médicale qui en explique l'emploi, l'une et l'autre adoptées et soumises à mon approbation par le Conseil supérieur de santé de la Marine.

Les armateurs auront à se pourvoir à leurs frais de ces documents. Ils devront en trouver des exemplaires chez les pharmaciens qui leur fournissent les coffres de médicaments; ces derniers pourront adresser leurs demandes à M. L. Baudoin, éditeur du *Bulletin officiel de la Marine* (30, rue Dauphine, à Paris), autorisé à vendre ces documents réunis au prix de 50 centimes l'exemplaire.

Je vous prie d'assurer l'exécution du décret ci-joint et je vous rappelle que la vérification des coffres doit être effectuée par les Commissions de visite, aux termes de l'article 10 de l'ordonnance du 4 août 1819, *en présence du capitaine du navire.*

Pour le Ministre et par son ordre :

Le Directeur de la Comptabilité générale,

Signé : CH. SEMICHON.

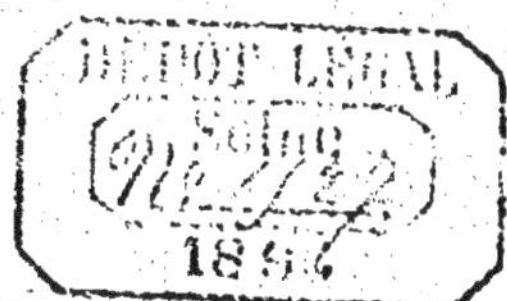

Décret *prescrivant l'embarquement d'un coffre de médicaments et d'une instruction médicale à bord des bateaux armés pour les grandes pêches dans la mer du Nord.*

(Du 11 février 1896.)

(Direction de la Comptabilité générale ; — 5e Bureau : *Navigation commerciale ;* 1e Bureau : *Service intérieur, Archives, Impressions, etc.*)

Le Président de la République française,

Vu l'ordonnance du 4 août 1819 concernant les mesures de santé à bord des bâtiments du commerce ;

Sur la proposition du Ministre de la Marine,

Décrète :

Article premier.

Les bâtiments armés pour la pêche de la morue, du hareng et du maquereau dans la mer du Nord, avec procédés de conservation à bord du navire, devront embarquer un coffre de médicaments, accompagné d'une instruction médicale.

Art. 2.

La composition du coffre de médicaments et l'instruction médicale seront déterminées par le Ministre de la Marine.

Le coffre de médicaments sera visité avant le départ par la Commission qu'institue l'article 5 de l'Ordonnance du 4 août 1819.

Art. 3.

Le Ministre de la Marine est chargé de l'exécution du présent décret.

Fait à Paris, le 11 février 1896.

Signé : Félix FAURE.

Par le Président de la République :

Le Ministre de la Marine,

Signé : Édouard LOCKROY.

Nomenclature des médicaments à embarquer sur les navires armés à la pêche de la morue, du hareng et du maquereau, avec procédés de conservation à bord, dans la mer du Nord.

(Décret du 11 février 1896.)

NOMS.	QUANTITÉS.	USAGE.
a) MÉDICAMENTS POUR L'USAGE INTERNE.		
Chlorate de potasse.....	12 grammes (en 3 paquets).	Faire dissoudre un paquet dans un verre d'eau tiède. — Contre *angine, maux de gorge.*
Ipéca en poudre......	5 grammes (en 10 paquets).	Pour faire vomir. Prendre 3 paquets à quelques minutes d'intervalle dans l'eau. Boire ensuite quelques verres d'eau tiède pour faciliter les vomissements. — Contre *indigestion, empoisonnement.*
Laudanum de Sydenham	15 grammes.	Vingt gouttes dans un verre d'eau sucrée.— Contre *toux, diarrhée, choléra.*
Compte-gouttes.......	1	Pour compter les gouttes de laudanum.
Sulfate de soude......	120 grammes (en 4 paquets).	Pour purger. Faire dissoudre un paquet dans un verre d'eau tiède que l'on boit quand il est froid. — Contre *embarras gastrique, constipation.*
b) MÉDICAMENTS POUR L'USAGE EXTERNE.		
Acide borique........	60 grammes (en 2 paquets).	Faire dissoudre un paquet dans un litre d'eau. Cette eau boriquée sert à laver les *plaies de la face,* à laver les yeux en cas *d'inflammation,* à injecter dans l'oreille en cas de douleur (*maux d'oreille*).
Alcool camphré.......	250 grammes.	En friction sur la peau au moyen d'un morceau de laine en cas de *douleurs* et pour réchauffer dans le *choléra.*
Diachylon (sparadrap).	1/2 rouleau.	Coupé en petites bandelettes avec les ciseaux et chauffé légèrement; sert à réunir les bords des plaies.
Sinapismes (moutarde en feuilles).	1 boîte de 10 feuilles.	Tremper la feuille dans l'eau froide ou tiède et l'appliquer directement sur la peau; la laisser 15 minutes.

NOMS.	QUANTITÉS.	USAGE.
Solution glycérinée phéniquée (parties égales).	150 grammes avec l'étiquette : *poison*.	C'est un poison et un caustique violents. Avoir soin de n'en pas laisser tomber sur les mains. Sert à préparer la solution phéniquée dont on doit se servir en versant trois cuillerées dans un litre d'eau. C'est avec cette dernière solution qu'on lave les plaies, qu'on fait les pansements ; elle sert aussi à faire des *cataplasmes antiseptiques* en y plongeant du coton que l'on applique ensuite sur les parties malades, en recouvrant le tout de gutta-percha. On en verse un verre dans les bains pour le pied et la main en cas d'abcès.
Vaseline boriquée à 10 p. 100.	120 grammes.	Appliquée sur les *engelures*, les *brûlures*.
c) OBJETS DE PANSEMENT.		
Compresses de gaze phéniquée { petites..	10	Pour faire les pansements des plaies.
Compresses de gaze phéniquée { moyennes	10	Id.
Bandes de gaze souple de 7 cent. de large.	10	Pour maintenir les pansements.
Coton absorbant (dit hydrophile) phéniqué.	750 grammes (en 6 paquets).	Entre dans les pansements des plaies. En tampon sert à laver les plaies. On fait avec les cataplasmes antiseptiques.
Bandage de corps	1	
Triangles variés. { 1 grand.. 2 moyens. 3 petits..	6 triangles.	Pour fixer les pansements surtout à la tête, maintenir les appareils à fractures ; enfin comme écharpe pour les bras blessés.
Bande de caoutchouc de 3 mètres.	1	Pour arrêter les hémorragies.
Gutta-percha laminée..	1/2 mètre.	Pour recouvrir le coton des pansements et les cataplasmes antiseptiques.
Ciseaux forts (de lingerie).	1	
Cache-pot en treillis...	1	Peut être employé avec avantage dans les fractures du bras et de la jambe.
Épingles { droites...	25	
Épingles { de sûreté.	12	
Instruction médicale...	1	
Coffre..............	1	

INSTRUCTION MÉDICALE

POUR LES

PATRONS DES BATEAUX DE PÊCHE.

Le patron d'un bateau de pêche doit secourir les hommes placés sous ses ordres, les soigner en cas de maladie, panser leurs blessures en cas d'accident, veiller à la conservation de la santé de l'équipage, ne jamais oublier que la vie d'un homme dépend souvent d'un pansement bien fait et de soins donnés à propos.

Tout patron doit posséder, à cet effet, quelques notions de premiers secours et d'hygiène.

MALADIES LES PLUS FRÉQUENTES PARMI LES PÊCHEURS.

I. Abcès. — La peau devient chaude, rouge et enflée ; il y a des élancements, de la fièvre ; le sommeil est agité ; la peau s'amincit au bout de quelques jours et le pus s'écoule.

Traitement. — Appliquer sur l'endroit malade un *cataplasme antiseptique,* que l'on prépare de la manière suivante : tremper une couche de coton dans la solution phéniquée chaude, l'appliquer sur la partie malade, recouvrir d'un morceau de gutta-percha laminée assez large et fixer par une bande. On entretient la chaleur et l'humidité en humectant avec la solution phéniquée plusieurs fois le pansement dans la journée.

Si l'abcès siège à la main ou au pied, faire baigner ces parties trois fois par jour, pendant un quart d'heure, dans un bain où l'on aura versé un verre de solution phéniquée.

Après l'ouverture de l'abcès et la sortie du pus, on panse l'abcès comme une plaie ordinaire (Voir page 7).

II. Panaris. — C'est un abcès du bout des doigts survenant à la suite d'une coupure, d'une piqûre par un hameçon, une arête de poisson ou un éclis de bois.

Traitement. — Appliquer, comme dans les abcès, un *cataplasme antiseptique,* et trois fois par jour, pendant un quart d'heure, baigner le doigt dans la solution phéniquée chaude.

Si l'on est à proximité d'un port, s'adresser immédiatement à un médecin.

car, de soins donnés à temps, en pareil cas, dépend souvent la conservation de l'extrémité du doigt.

III. **Furoncles (clous).** — Petite saillie rouge, pointue, douloureuse, survenant à la peau (souvent au cou); peu à peu, la pointe blanchit et laisse échapper un petit amas de pus appelé *bourbillon*.

Traitement. — Comme pour les abcès, on applique d'abord des *cataplasmes antiseptiques* (Voir *Abcès*, page 5); puis, quand le bourbillon est sorti, panser simplement avec du diachylon.

IV. **Ulcères des pêcheurs (bonds d'eau).** — Siègent aux mains et aux poignets; entretenus par le contact irritant de l'eau de mer; guérissent difficilement tant que les pêcheurs se livrent à la pêche, aussi doit-on profiter du temps passé dans le port entre deux départs pour panser les ulcères.

Traitement. — Même pansement que pour les plaies simples (Voir page 7). S'abstenir, pendant quelques jours, de toucher les filets et les objets imprégnés d'eau de mer.

V. **Engelures.** — Fréquentes, surtout chez les mousses et les novices.

Traitement. — Panser avec de la vaseline boriquée, une petite compresse de gaze et du coton.

VI. **Bronchites (rhumes).** — Souvent précédées d'un rhume de cerveau. Toux sèche au début, courbature, mal de tête.

Traitement. — Boissons chaudes; vingt gouttes de laudanum dans un verre d'eau pour calmer la toux et permettre le sommeil.

N. B. — Si le malade qui tousse a un point de côté, s'il a eu des frissons, si enfin il a une forte fièvre et des crachats rougeâtres, c'est une *fluxion de poitrine*. Dans ce cas, rallier le port voisin et envoyer le malade à l'hôpital.

VII. — **Angines (maux de gorge).** — Inflammation de la gorge : frissons, malaise, difficulté à avaler, voix couverte.

Traitement. — Faire dissoudre un paquet de chlorate de potasse dans un verre d'eau, se gargariser avec, de temps en temps, et avoir soin d'avaler.

VIII. — **Indigestion.** — **Empoisonnement.** — L'indigestion est produite par un excès de nourriture ou de boisson.

L'empoisonnement peut s'observer après avoir mangé des moules, du poisson avarié ou des conserves de mauvaise qualité. Dans les deux cas, pesanteur de l'estomac, douleurs dans le ventre, mal de tête, envie de vomir.

Traitement. — Faire vomir. Pour cela, donner trois paquets de poudre d'ipéca à quelques minutes d'intervalle, dans de l'eau, boire ensuite quelques verres d'eau tiède pour faciliter les vomissements.

Si, après les vomissements, les douleurs persistent, donner vingt gouttes de laudanum dans un verre d'eau sucrée.

IX. — **Indisposition.** — **Embarras gastrique.** — **Courbature.** — Le malade est mal en train, se plaint de malaise général, mal de tête, douleurs dans les reins et les jambes, envie de vomir ; la langue est blanche, pâteuse, pas d'appétit.

Traitement. — Faire dissoudre un paquet de sulfate de soude dans un verre d'eau tiède que l'on boit quand il est froid.

X. — Diarrhée. — Coliques, selles liquides fréquentes.

Traitement. — Vingt gouttes de laudanum dans un verre d'eau sucrée.

XI. — Choléra. — Dans les pays où règne le choléra, il est bon de s'astreindre à un régime spécial ; s'abstenir de fruits, salades, crudités.

Autant que possible, ne faire usage pour boisson que d'eau préalablement soumise à l'ébullition.

En temps d'épidémie, soigner immédiatement tous les cas de diarrhée (voir X), parce qu'on peut ainsi souvent prévenir la maladie.

Le choléra commence par la diarrhée ; les selles deviennent claires et contiennent des grumeaux semblables à des grains de riz, vomissements, crampes d'estomac, soif ardente, affaiblissement, les traits s'altèrent, refroidissement de la peau à commencer par les bras et les jambes qui blémissent, crampes très douloureuses dans les mollets, la voix est éteinte.

Traitement. — Donner à boire une boisson chaude, du thé si c'est possible, dans lequel on mettra un peu d'eau-de-vie. On donnera vingt gouttes de laudanum sur un morceau de sucre ou dans le thé.

En même temps, on frictionne le corps et surtout les membres avec un morceau de laine sec ou imbibé d'alcool camphré.

Avoir bien soin, dans un cas de choléra, de jeter à la mer ou au moins de passer à l'eau bouillante tous les effets et objets qui ont touché le malade.

BLESSURES ET ACCIDENTS.

I. — Plaies simples (piqûres, écorchures, coupures). — Produites par des hameçons, des arêtes de poisson, une chute, un coup de couteau.

Pansement. — Éviter de toucher la plaie avec des doigts malpropres, afin de ne pas y introduire des germes de maladies.

Il faut avoir de la solution phéniquée que l'on a préparée en mettant dans un litre d'eau trois cuillerées de la solution glycérinée phéniquée du coffre.

Se laver et savonner soigneusement les mains et les tremper ensuite dans la solution phéniquée avant de procéder au pansement.

Nettoyer avec soin la plaie et son pourtour au moyen de tampons de coton trempés dans la solution phéniquée. Étancher ensuite le sang au moyen de tampons de coton secs.

La plaie une fois lavée et le sang étanché, appliquer une compresse de gaze trempée dans la solution phéniquée, mettre par-dessus une couche de coton et recouvrir d'un morceau de gutta-percha laminée suffisamment grand pour recouvrir tout le pansement. Fixer enfin le tout au moyen d'une bande roulée (*fig.* 1), ou d'un bandage triangulaire qui est plus facile à appliquer (*fig.* 2), ou d'un bandage de corps (*fig.* 3) suivant la partie du corps blessé.

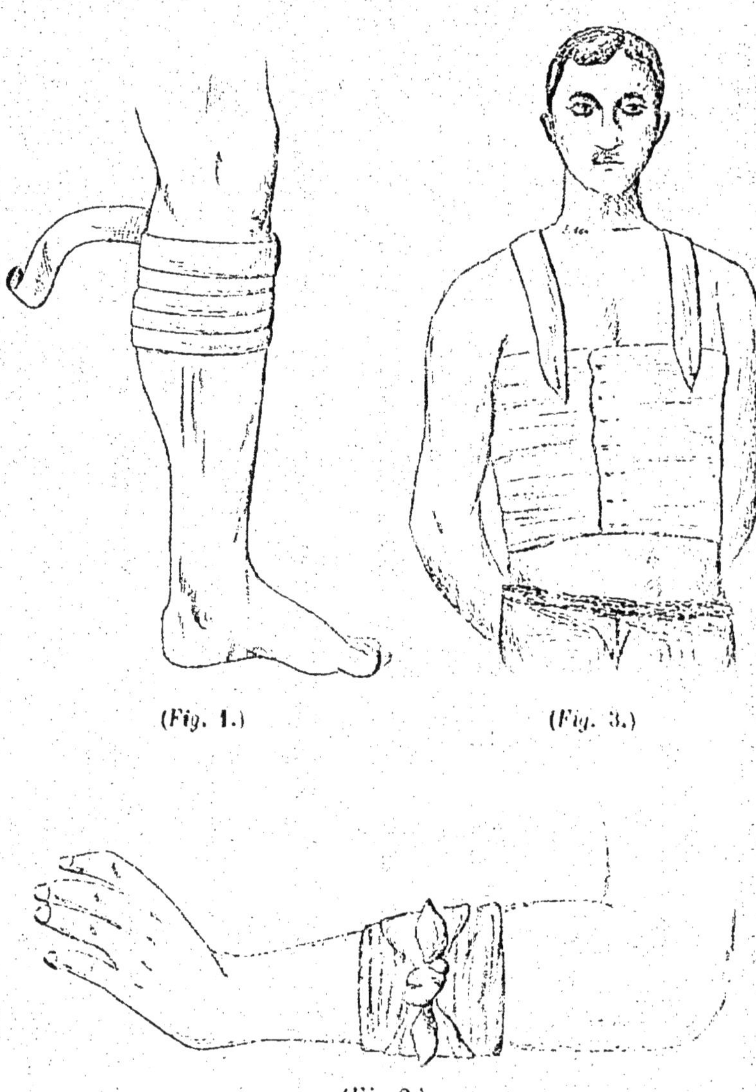

(*Fig.* 1.)

(*Fig.* 3.)

(*Fig.* 2.)

Si les bords de la plaie sont écartés, il faut les rapprocher au moyen de bandelettes de diachylon qu'on chauffera un peu au feu pour les faire coller (*fig.* 4).

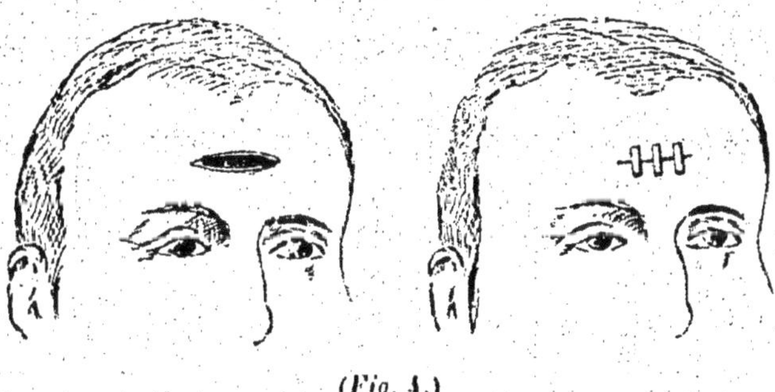

(*Fig.* 4.)

Si la plaie siège à la face (œil, bouche), on emploiera pour le lavage et le pansement la solution boriquée (V[illegible] page 3) à la place de la solution phéniquée.

Si la plaie siège à la tête, couper et raser les cheveux tout autour, et, après y avoir appliqué un pansement, le maintenir au moyen d'un bandage triangulaire (mouchoir plié, *fig.* 5).

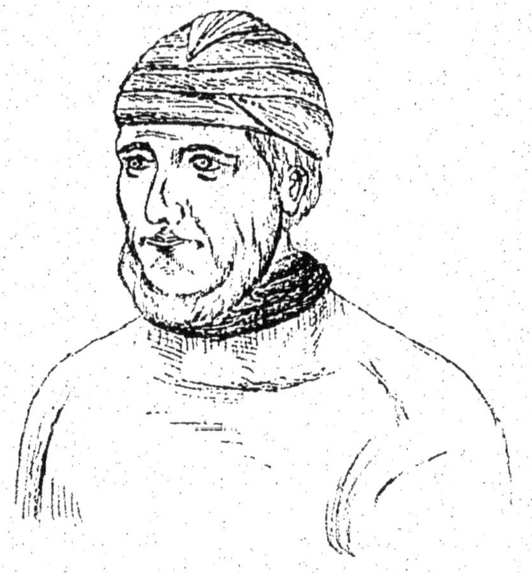

(*Fig.* 5.)

En cas de plaie au bras ou à la main, soutenir le membre blessé au moyen d'une écharpe (fig. 6 et 6 *bis*).

Laisser les pansements en place, pendant plusieurs jours, sans y toucher.

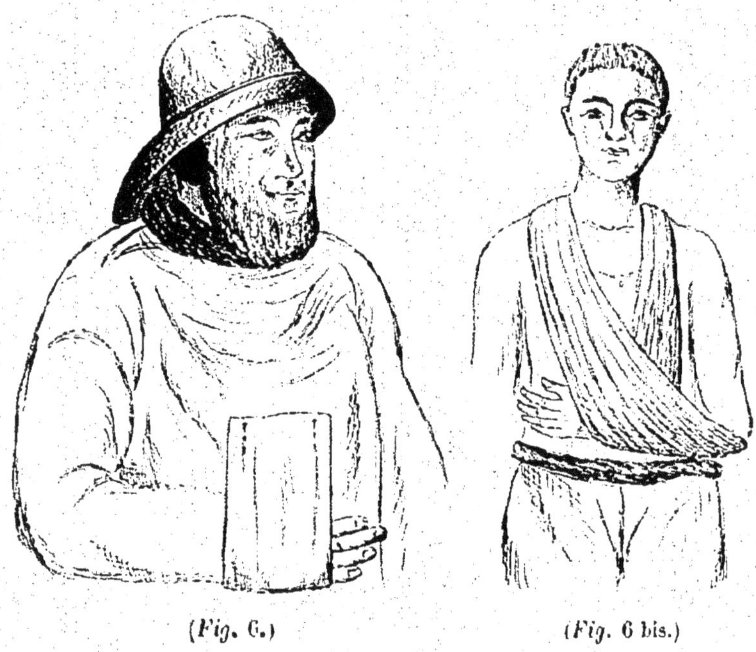

(*Fig.* 6.) (*Fig.* 6 bis.)

II. Plaies compliquées d'hémorragies. — *Quand le sang s'écoule goutte à goutte* et sans s'arrêter, pendant qu'on l'étanche, appliquer sur la plaie un fort tampon de coton qu'il faut serrer suffisamment au moyen d'une bande.

Quand le sang s'élance en jet, appliquer immédiatement le doigt sur l'endroit d'où part le sang pendant qu'on va prendre dans le coffre les objets nécessaires. On met sur la plaie un tampon de coton que l'on maintient solidement en place avec une bande. Cela ne suffit pas, généralement. On prend la *bande de caoutchouc* et on l'applique par-dessus le pansement en commençant par l'extrémité du membre. On serre d'une façon suffisante pour arrêter l'hémorragie (*fig.* 7).

A défaut de bande de caoutchouc, on peut exercer une compression au moyen de mouchoirs ou de linges roulés et serrés (*fig.* 8); mais cette compression ne peut durer que très peu de temps, sous peine de déterminer de la gangrène.

Il faut, dans ce cas, rallier au plus tôt l'hôpital le plus proche.

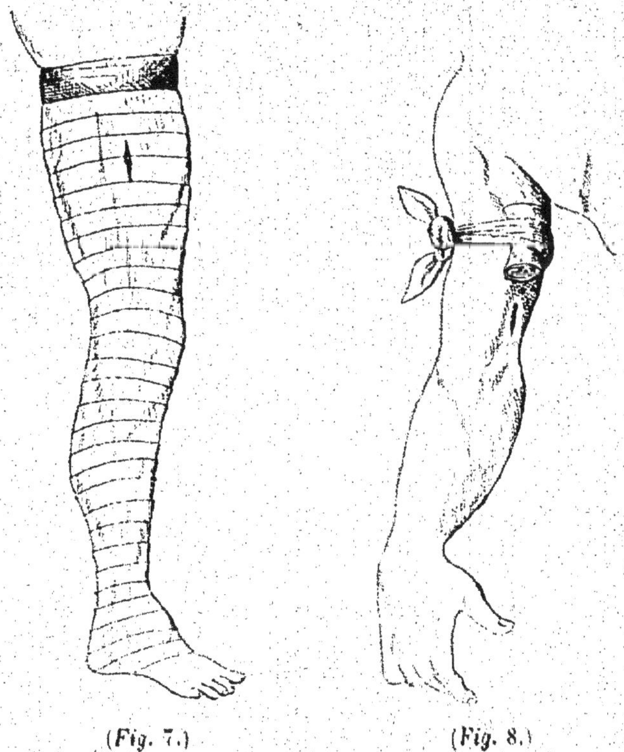

(*Fig.* 7.) (*Fig.* 8.)

III. — Contusions, plaies contuses (meurtrissures, bosses). — Produites par des coups, des chocs.

Pansement. — Quand il n'y a pas de plaie, appliquer des linges trempés dans l'eau froide et maintenir le pansement humide.

En cas de plaie, panser comme une plaie ordinaire (Voir page 7).

IV. — Entorses, foulures, luxations. — Accidents qui se passent dans les jointures, le plus souvent au pied.

Traitement. — Plonger immédiatement, après l'accident, la partie malade (pied, main) dans un seau d'eau de mer pendant quatre heures, en renouvelant l'eau.

Appliquer ensuite des linges trempés dans l'eau de mer, serrer légèrement au moyen d'une bande. Repos absolu pendant plusieurs jours.

Si la jointure est déboîtée (luxation), ne pas essayer de remettre les choses en état et rallier immédiatement le port le plus voisin pour voir un médecin.

V. — Fractures. — Quand un os est brisé, à la suite d'un choc violent ou d'une chute de la mâture sur le pont, il y a déformation de la partie du corps où siège la fracture, impossibilité des mouvements si c'est un membre qui est atteint, craquement perçu au moment de l'accident, douleurs très vives lorsqu'on remue la partie blessée.

Traitement. — Une fracture étant constatée, ne pas imprimer de mouvements, qui seraient très douloureux, en déshabillant le blessé, mais couper les vêtements ou les bottes, selon l'endroit où siège la fracture. Cela fait, immobiliser les fragments de l'os fracturé au moyen des appareils suivants :

a) *Pour fracture de la clavicule.* — Fléchir l'avant-bras, soulever le coude et le porter en avant de façon que la main soit appliquée sur l'épaule opposée. Maintenir l'avant-bras dans cette position au moyen d'une grande écharpe (*fig.* 9).

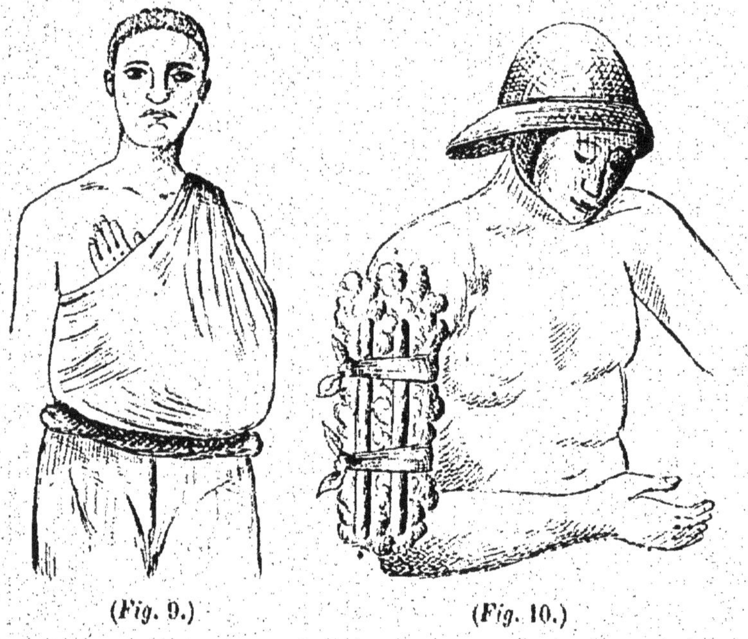

(*Fig.* 9.) (*Fig.* 10.)

b) *Fracture des côtes.* — Immobiliser la poitrine au moyen d'un bandage de corps suffisamment serré (*fig.* 3).

c) *Fracture du bras.* — Entourer de coton le bras et immobiliser au moyen de deux ou trois planchettes (*fig.* 10) ou d'un cache-pot de treillis (*fig.* 11) fixés par des bandages triangulaires.

d) *Fracture de l'avant-bras.* — Mettre une couche de coton dessus et dessous ; placer deux planchettes, celle d'en-dessous un peu plus longue ; fixer le tout au moyen de quelques tours de bandes ou de bandages triangulaires (*fig.* 12).

Supporter le bras et l'avant-bras fracturés au moyen d'une écharpe (*fig.* 13).

e) *Fracture de la cuisse et de la jambe.* — On prend une couverture et deux

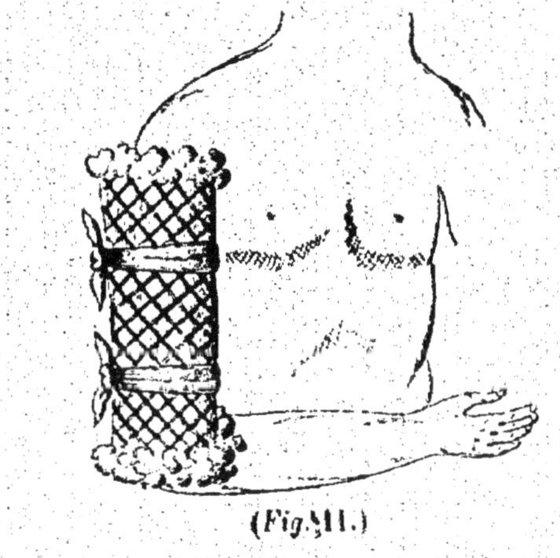

(Fig. 11.)

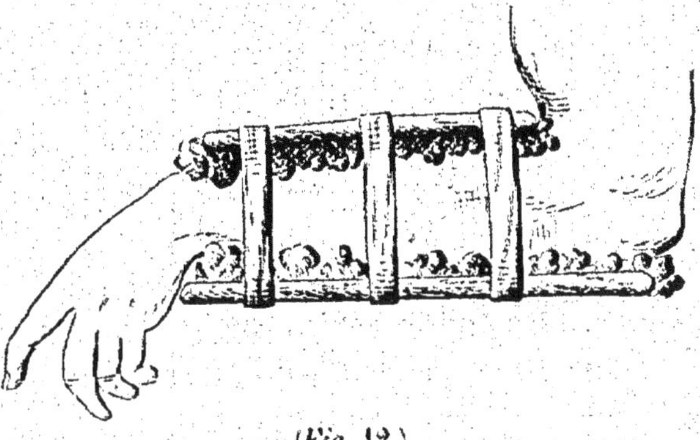

(Fig. 12.)

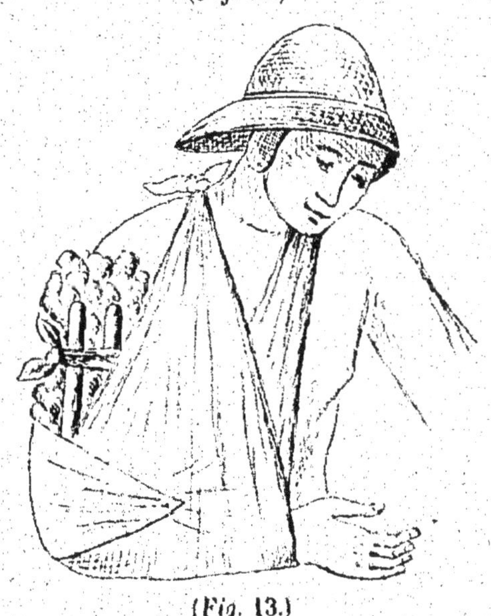

(Fig. 13.)

douvelles de barrique (*fig.* 14); on enroule les deux douvelles dans la couverture de manière à former une gouttière (*fig.* 14 *bis*) ; on entoure la partie fracturée de coton ; on glisse la gouttière sous la partie fracturée et on immobilise le tout au moyen de bandes ou de bandages triangulaires (*fig.* 15).

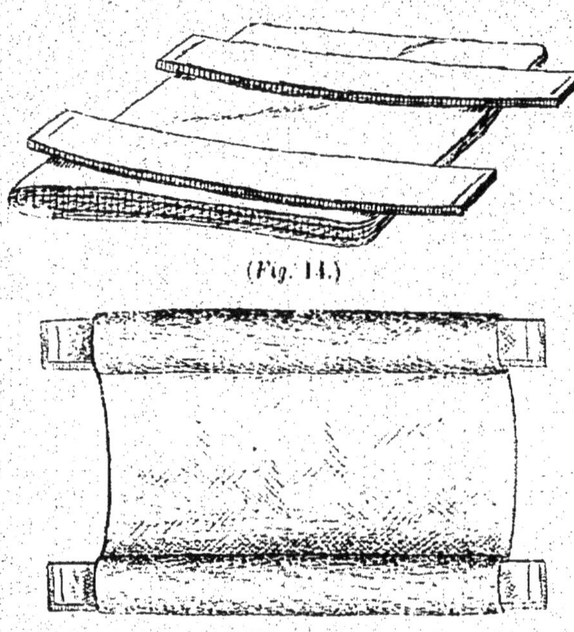

(*Fig.* 14.)

(*Fig.* 14 bis.)

VI. — Fractures compliquées de plaies. — En cas d'écrasement d'un membre ; doigt ou avant-bras pris dans un engrenage ; choc violent sur le bras ou la jambe, avec souvent issue de l'os en dehors.

Traitement. — Laver la plaie avec la solution phéniquée en se servant de

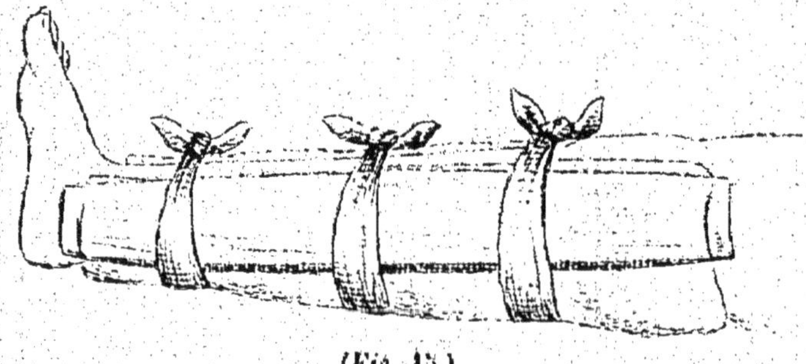

(*Fig.* 15.)

petits tampons de coton. Mettre sur la plaie même un peu de coton imbibé de solution phéniquée. Placer par-dessus une épaisse couche de coton sec, recouvrir de gutta-percha, maintenir le tout par des tours de bande modérément serrés (*fig.* 1). Immobiliser le membre dans un appareil (*fig.* 15). Rallier au plus tôt le port le plus proche et transporter le blessé à l'hôpital.

VII. — Transfert d'un homme atteint de fracture. — Si la fracture siège au bras, le blessé peut marcher, le membre étant immobilisé au moyen d'un appareil (*fig.* 10, 11 et 12) et soutenu par une écharpe (*fig.* 13).

Quand la fracture siège à la cuisse ou à la jambe, il faut quatre hommes pour transporter le blessé : l'un soutient le membre fracturé avec précaution; un autre prend le blessé à bras-le-corps, en le soutenant sous les aisselles ; le troisième soutient les reins et le dernier est chargé du membre sain.

VIII. — Brulures. — Les brûlures sont plus ou moins graves :

1° Les brûlures légères se bornent à de la rougeur accompagnées d'un peu de gonflement de la peau. Plonger la partie brûlée dans l'eau douce froide, qu'on renouvellera à mesure qu'elle s'échauffe ; enduire ensuite de vaseline et recouvrir d'une couche de coton ;

2° Quand la brûlure est plus profonde, il y a des ampoules (cloches) qu'il faut percer au moyen de quelques coups de ciseaux pour faire sortir l'eau, mais sans enlever la peau. Laver à l'eau boriquée, enduire de vaseline et placer par-dessus une épaisse couche de coton ;

3° En cas d'accident de chaudière ou de rupture d'un tuyau de vapeur, les hommes placés dans la chambre de chauffe doivent retenir leur haleine en se bouchant le nez ou la bouche, pour éviter des brûlures internes mortelles, et sortir précipitamment.

Les brûlures de la peau sont, dans ce cas, très étendues.

On évitera des douleurs en coupant les vêtements par morceaux, sans essayer de déshabiller autrement le blessé . on enduira d'huile toutes les parties brûlées du corps et l'on recouvrira d'une épaisse couche de coton.

Prendre de grandes précautions pour transporter le blessé, afin de lui éviter des douleurs atroces.

Le conduire immédiatement à l'hôpital.

IX. — Syncope (évanouissement). — Survient à la suite d'une blessure grave, d'une grande perte de sang ; le malade s'affaisse, *pâleur*, insensibilité, arrêt de la respiration.

Traitement. — Étendre le malade sur le dos, la *tête reposant sur le pont,* dénouer la cravate, desserrer les vêtements et la ceinture, frapper le visage et le devant de la poitrine au moyen d'un mouchoir trempé dans l'eau. — Si le malade ne revient pas à lui, pratiquer la respiration artificielle comme pour les noyés (page 16).

X. — Apoplexie (coup de sang). — Se produit chez les gens d'un certain âge ou chez les gens surpris par le froid en état d'ivresse. La face est *rouge,* la respiration bruyante.

Traitement. — Coucher le malade dans un endroit frais et aéré, *la tête très élevée.* Placer sur la tête des linges qu'on arrose d'eau froide, bains de pied chauds, sinapismes aux cuisses et aux mollets.

XI. — Secours aux noyés. — Il faut essayer de ranimer les noyés, quel que soit leur état de mort apparente, quel que soit le temps qu'ils aient séjourné dans l'eau, à moins de mort évidente, c'est-à-dire de putréfaction.

Dès que le noyé est sorti de l'eau, lui ôter rapidement ses vêtements en les coupant, l'envelopper dans des couvertures de laine, le coucher sur le côté droit, la tête un peu plus élevée que les pieds.

Pencher légèrement la tête en avant en soulevant un peu les épaules et soutenant le front; on écarte les mâchoires au moyen d'une cuiller pour faciliter les vomissements et la sortie de l'eau; au moyen du doigt introduit au fond de la bouche, on enlève l'écume qu'elle contenait et on provoque des vomissements; on nettoie également les narines. Au moyen des doigts entourés d'un linge, on saisit la langue, on la tire au dehors et on la maintient ainsi au moyen d'un linge serré sous le menton.

Tout cela doit être fait très rapidement.

C'est alors qu'on procède à la *respiration artificielle* de la manière suivante :

Le noyé étant remis carrément sur le dos, les épaules reposant sur une couverture repliée, on se place à la tête du malade, on saisit fortement à pleine main les avant-bras au-dessous des coudes.

1er *temps :* on élève lentement les bras de chaque côté de la tête comme dans les exercices d'assouplissement (*fig.* 16).

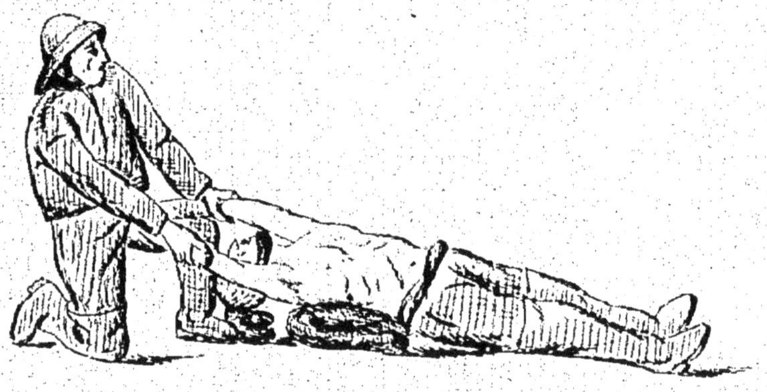

(*Fig.* 16, 1er temps.)

2e *temps :* on abaisse lentement les bras en les repliant, et on termine en pressant fortement les coudes contre les côtés de la poitrine.

Puis on recommence le premier temps.

On recommence alternativement ces deux temps en suivant les mouvements de la respiration naturelle, c'est-à-dire à raison de 15 à 20 fois par minute.

Continuer ces manœuvres pendant plusieurs heures jusqu'à ce que le noyé fasse des efforts pour respirer. Pendant ce temps, une autre personne frictionne *vigoureusement* tout le corps sous la couverture, avec les mains recouvertes d'un morceau de laine. On *réchauffe* le noyé en disposant entre les jambes et le long du corps des bouteilles d'eau chaude ou des bas de laine remplis de cendre ou de sable chaud.

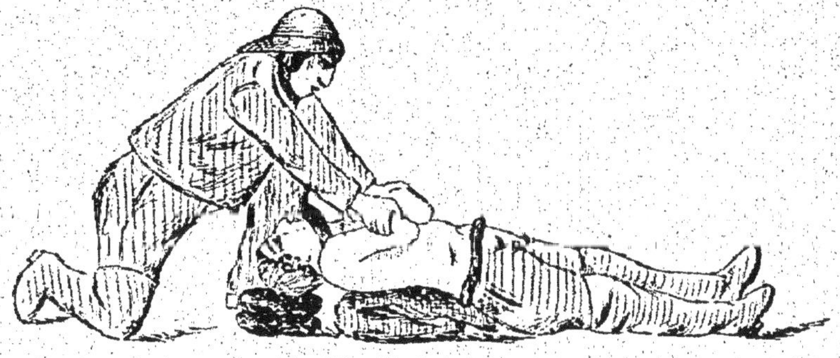

(*Fig.* 17, 2e temps.)

Quand le noyé a repris connaissance, alors seulement lui donner un peu d'eau-de-vie ou de vin chaud; le surveiller ensuite pendant son sommeil.

La méthode de la *respiration artificielle* que nous venons de décrire est bonne.

Tout récemment, le professeur Laborde a obtenu de très bons résultats avec la méthode des *tractions rythmées de la langue* que l'on pratique de la manière suivante :

Après avoir dégagé la bouche et les narines de l'écume et des mucosités avec le pouce et l'index de la main droite, nus ou revêtus d'un linge quelconque, d'un mouchoir, par exemple (pour éviter le glissement), on saisit solidement la partie antérieure de la langue du noyé et on exerce sur la langue des tractions énergiques, successives, cadencées, suivie de relâchements, à raison de 15 à 20 tractions par minute.

TRANSPORT DES BLESSÉS.

On pourra utiliser, pour faire un brancard, les ressources du bord : *gaffes, avirons, filin, vêtements, sacs*, de la façon suivante :

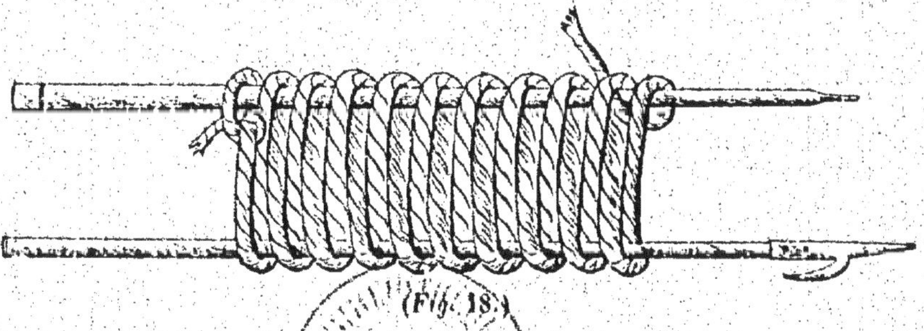

(*Fig.* 18.)

(*Fig.* 18). Brancard formé au moyen de filin, d'une gaffe et d'un aviron

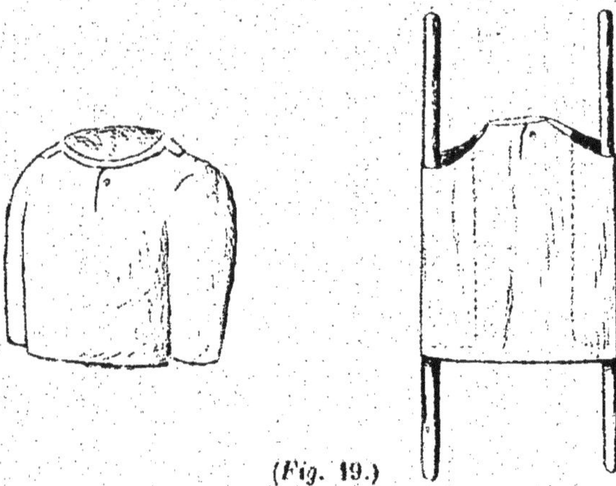

(*Fig.* 19.)

Brancard formé au moyen d'une vareuse de matelot dont les manches ont été rentrées en dedans. — Deux vareuses mises bout à bout dans les manches desquelles on passera des gaffes seront suffisantes pour porter un blessé allongé.

En cas de fracture, n'y déposer les blessés qu'après avoir immobilisé le membre brisé au moyen d'un appareil (*fig.* 9, 10, 11, 12, 13, 15).

Si l'on ne peut disposer d'aucun de ces objets, on doit transporter le blessé à l'aide des mains arrangées comme ci-dessous (*fig.* 20 ou 21).

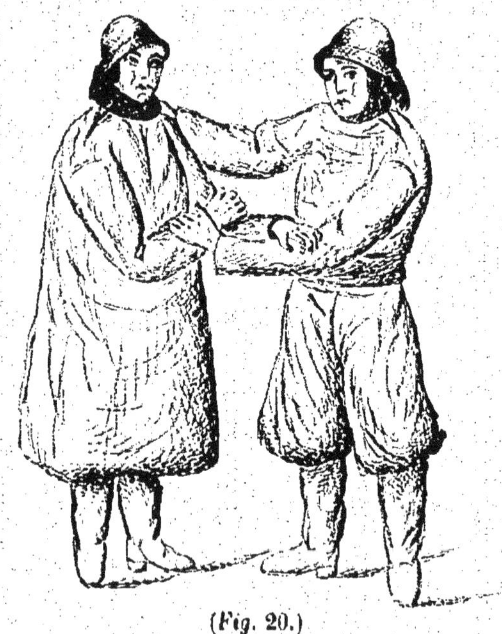

(*Fig.* 20.)

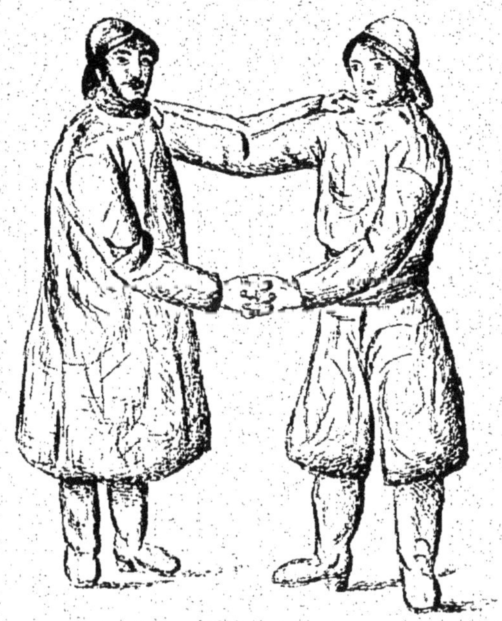

(*Fig.* 21.)

Le blessé passera les bras autour du cou des porteurs (*fig.* 22).

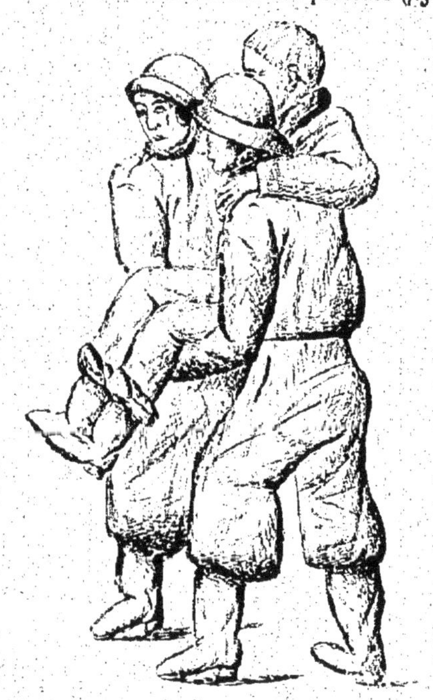

(*Fig.* 22.)

Si le blessé ne peut pas passer les bras autour du cou des porteurs, on le portera de la manière suivante (*fig.* 23).

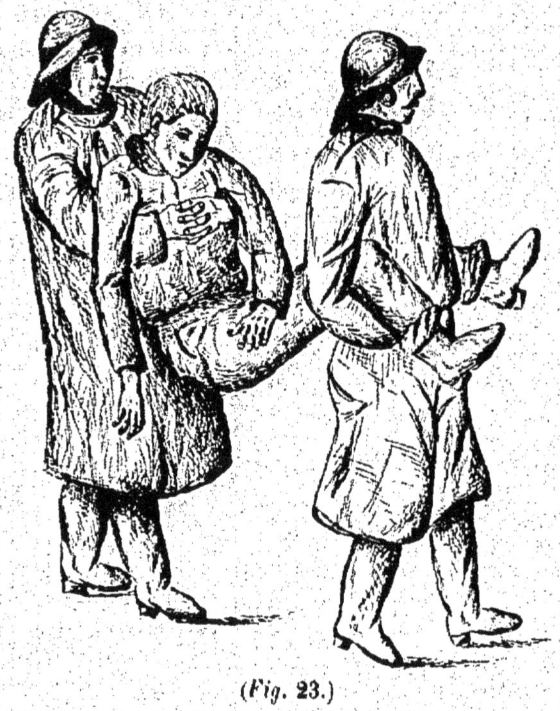

(*Fig.* 23.)

On peut aussi disposer les mains en forme de siège (*fig.* 24).

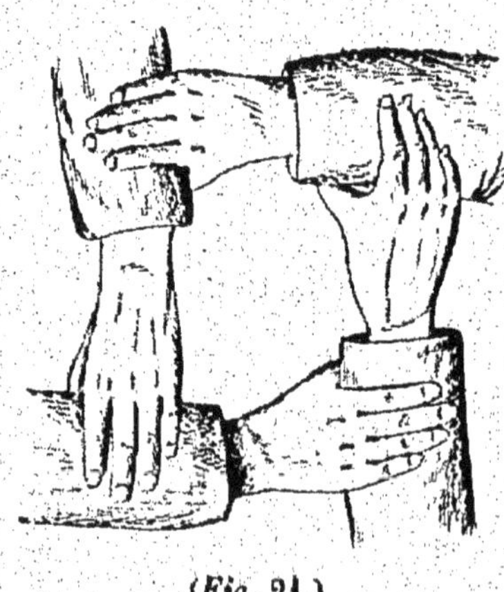

(*Fig.* 24.)

Un bout de filin formé en anse par un nœud plat servira aussi très bien dans ce cas (*fig.* 25).

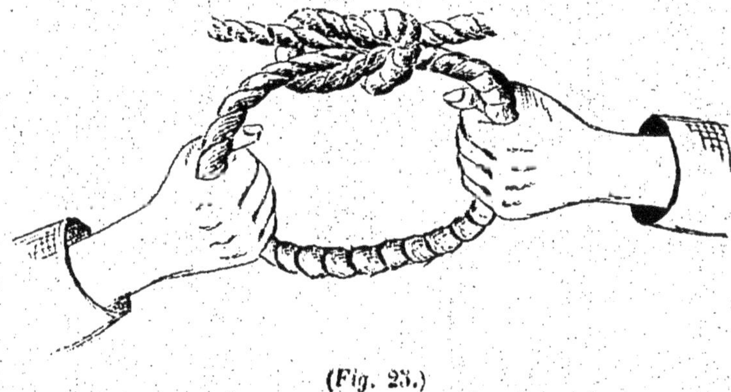

(*Fig.* 25.)

CONSEILS D'HYGIÈNE.

L'hygiène a pour but de conserver la santé et d'éviter les maladies.

I.

L'équipage doit être formé d'hommes sains et robustes.

II.

La propreté corporelle est une des principales conditions pour se bien porter. C'est la malpropreté qui occasionne les maladies dont sont si souvent atteints les pêcheurs : *furoncles*, *ulcères*, *panaris*, *abcès*, etc., résultant le plus souvent de plaies dans lesquelles des doigts malpropres ont mis des germes de maladies.

On évitera tout cela en lavant fréquemment toutes les parties du corps, en maintenant la propreté de la bouche, en tenant les cheveux coupés courts et la barbe rasée.

III.

La propreté du poste de l'équipage est indispensable pour éviter la propagation des maladies parasitaires (vermine, poux, gale) ou des maladies contagieuses (tuberculose).

La propreté des postes de couchage sera entretenue par des grattages et non par des lavages, afin d'éviter l'humidité.

IV.

Veiller soigneusement à la qualité des vivres et varier autant que possible l'ordinaire au moyen de vivres et de légumes frais.

V.

L'eau étant la cause de nombreuses maladies (fièvre typhoïde, choléra), prendre la précaution de la faire bouillir avant de s'en servir, en temps d'épidémie.

VI.

Veiller à ce que les ustensiles de cuisine soient en parfait état de propreté.

VII.

Éviter des excès de fatigue à l'équipage, mais surtout aux enfants qui sont si sensibles à toutes les maladies.

TABLE ANALYTIQUE.

TABLE ALPHABÉTIQUE.

PARIS. — IMPRIMERIE L. BAUDOIN, 2, RUE CHRISTINE.

PARIS. — IMPRIMERIE L. BAUDOIN, 2, RUE CHRISTINE.

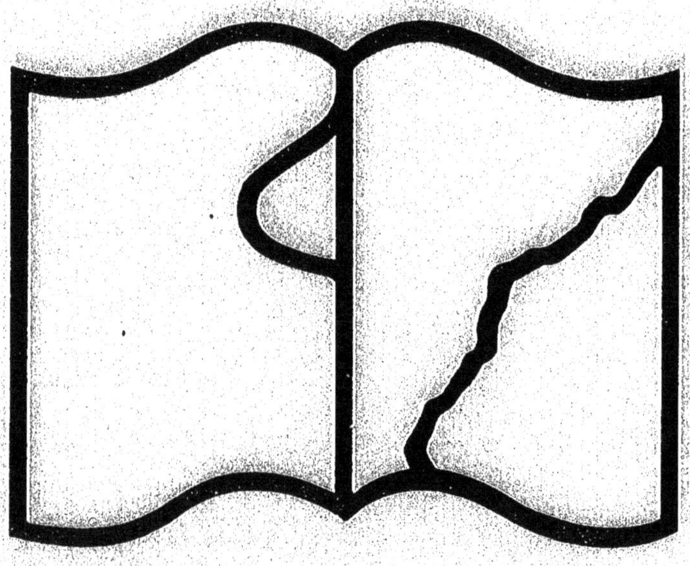

Texte détérioré — reliure défectueuse

NF Z 43-120-11

www.ingramcontent.com/pod-product-compliance
Ingram Content Group UK Ltd.
Pitfield, Milton Keynes, MK11 3LW, UK
UKHW020518230726
13925UKWH00005B/2189

9 782013 690775